肺癌标准数据集

（2021版）

组织编写　吉林省肿瘤医院
　　　　　中国临床肿瘤学会小细胞肺癌专家委员会
　　　　　中国临床肿瘤学会非小细胞肺癌专家委员会

技术支持　医渡云（北京）技术有限公司

人民卫生出版社
·北京·

版权所有，侵权必究！

图书在版编目（CIP）数据

肺癌标准数据集：2021 版 / 吉林省肿瘤医院等组织编写 . —北京：人民卫生出版社，2021.11
　ISBN 978-7-117-32327-7

　Ⅰ.①肺… Ⅱ.①吉… Ⅲ.①肺癌－标准－数据集－中国 Ⅳ.①R734.2-65

　中国版本图书馆 CIP 数据核字（2021）第 231755 号

人卫智网	www.ipmph.com	医学教育、学术、考试、健康，购书智慧智能综合服务平台
人卫官网	www.pmph.com	人卫官方资讯发布平台

肺癌标准数据集（2021 版）
Feiai Biaozhun Shujuji (2021 Ban)

组织编写：吉林省肿瘤医院
　　　　　中国临床肿瘤学会小细胞肺癌专家委员会
　　　　　中国临床肿瘤学会非小细胞肺癌专家委员会
出版发行：人民卫生出版社（中继线 010-59780011）
地　　址：北京市朝阳区潘家园南里 19 号
邮　　编：100021
E - mail：pmph @ pmph.com
购书热线：010-59787592　010-59787584　010-65264830
打击盗版举报电话：010-59787491　E-mail：WQ @ pmph.com
质量问题联系电话：010-59787234　E-mail：zhiliang @ pmph.com

印　　刷：北京顶佳世纪印刷有限公司
经　　销：新华书店
开　　本：787×1092　1/16　印张：5
字　　数：98 千字
版　　次：2021 年 11 月第 1 版
印　　次：2021 年 12 月第 1 次印刷
标准书号：ISBN 978-7-117-32327-7
定　　价：42.00 元

数据管理委员会工作组成员

名誉主任委员　孙　燕　于金明　吴一龙

主 任 委 员　程　颖　王　洁　周彩存

副 主 任 委 员　陆　舜　韩宝惠　卢　铀　张　力　王哲海

委　　　员（以姓氏汉语拼音为序）

陈克能　程　颖　段建春　范　云　傅小龙　韩宝惠　黄　诚　李　双　李　响　李晓玲　刘　阳　刘基巍
刘晓晴　刘云鹏　柳　影　卢　铀　陆　舜　马丽霞　史美祺　宋　勇　宋启斌　孙　燕　汪步海　王　洁
王妍苏　王哲海　邬　麟　吴一龙　杨　帆　杨润祥　姚　煜　于　雁　于金明　张　力　张　爽　赵　军
周彩存　朱广迎

致谢医渡云（北京）技术有限公司以下工作人员对数据集提供的技术支持
（以姓氏汉语拼音为序）

白　兰　陈　朋　韩冠平　侯　婧　姜　铮　刘水清　刘玥婷　卢聪慧　满　贞　吴　飞　闫柳村　张　茗
张　实　张胜霞　周齐丽　朱博威　朱晓岚

前言

肺癌是严重威胁人类健康的恶性肿瘤,2020年全球肺癌新发病例为220.68万例,死亡病例为179.61万例[①]。肺癌的发病率和死亡率均居我国首位,国家癌症中心统计数据显示,2016年全国新诊断的肺癌病例约为23万例,死亡病例为18.5万例[②],这也意味着每分钟即有1.5人确诊肺癌,1人死于肺癌。肺癌的高发给百姓和社会带来严重的疾病负担,同时产生的呈指数级增长、多维度、多模态的临床数据也给肺癌的真实世界研究带来新的挑战。

据了解,目前全国有数百种商业化医院信息管理系统,导致医院间,甚至医院内患者的信息各自独立,散落在各个医疗系统中,形成大量"信息孤岛",造成数据对接困难。同时由于缺少统一标准,数据记录杂乱,数据质量参差不齐,成为数据结构化的障碍,阻碍了真实世界研究的开展。目前,虽然国外有一些癌症数据库,比如美国SEER多瘤种数据库、美国TGCA癌症基因数据库、美国国家癌症数据库(NCDB)等国家级大数据平台,这些平台可以为医生探索癌症的科学规律提供便利,为提升诊疗水平提供经验,但这些数据库都是多癌种数据库,全球范围内缺少统一的、标准的专门针对肺癌的数据库。建立规范的肺癌专病数据库,未来可在全国范围内实现肺癌数据资源共享,推进中国肺癌真实世界研究,指导肺癌临床实践,让更多的肺癌患者获益。

随着信息获取、存储、传输、处理等技术的不断发展,如大数据技术、自然语言处理、搜索引擎、机器学习、人工智能等技术越来越成熟,医疗领域迎来了"大数据"时代。为了提高临床信息采集的效率和质量,打破各医疗系统以及各级医疗机构之间的数据壁垒,为医生处理日益增长的海量非结构化数据提供高效、可扩展的低时间成本方案,真正实现对复杂医疗信息进行高质量、结构

---

① World Health Organization. Latest global cancer data: Cancer burden rises to 19.3 million new cases and 10.0 million cancer deaths in 2020 [EB/OL]. (2020-12-15) [2021-12-16]. https://www.iarc.fr/fr/news-events/latest-global-cancer-data-cancer-burden-rises-to-19-3-million-new-cases-and-10-0-million-cancer-deaths-in-2020/.

② 赫捷,魏文强. 2019中国肿瘤登记年报[M]. 北京:人民卫生出版社,2021:145.

化的整合应用,唤醒医院数据,挖掘出数据的潜在价值,助力肺癌真实世界研究,提高肺癌的诊疗水平及规范水平。中国临床肿瘤学会小细胞肺癌专家委员会联合国内肺癌领域顶级专家、中青年骨干医生以及"医渡云"数据平台技术人才,基于NCCN指南、中国临床肿瘤学会指南以及专家共识,共同编写了肺癌标准数据集。由于肺癌病理分型复杂,靶向治疗、免疫治疗等新治疗方法多样,以及基因检测精准医疗的快速更迭,我们会在将来对本数据集内容进行更新、精简。同时,也欢迎各位读者在使用本数据集的过程中提出宝贵意见,逐渐完善数据集,为后续开展大样本、高质量、多中心真实世界研究筑基,共同构建及推进中国肺癌诊疗规范。

程 颖

2020年12月

目录

1. 患者人口学信息 ……………………………… 1
2. 诊疗概览 ……………………………………… 3
3. 就诊记录 ……………………………………… 6
4. 现病史 ………………………………………… 9
5. 既往史 ………………………………………… 14
6. 个人史 ………………………………………… 16
7. 家族史 ………………………………………… 18
8. 体格检查 ……………………………………… 19
9. 专科检查 ……………………………………… 22
10. 诊断 ………………………………………… 23
11. 影像学检查 ………………………………… 26
12. 内镜 ………………………………………… 33
13. 检验 ………………………………………… 36
14. 病理 ………………………………………… 46
15. 分子诊断 …………………………………… 50
16. 手术治疗 …………………………………… 51
17. 内科治疗 …………………………………… 54
18. 放射治疗 …………………………………… 57
19. 其他治疗 …………………………………… 59
20. 临床试验 …………………………………… 62
21. 不良反应 …………………………………… 64
22. 疗效评价 …………………………………… 66
23. 随访 ………………………………………… 68
24. 样本库 ……………………………………… 69
参考文献 ………………………………………… 70

1. 患者人口学信息

模块名称	参考标准
1. 患者人口学信息 （demographic_info）	中华人民共和国卫生行业标准 WS 445.10—2014 电子病历基本数据集 第 10 部分：住院病案首页[1] FORDS2015[2] SEERPCSM2015[3]

序号	数据元名称	值域 / 数据类型	数据加工类型
1.1	本人姓名	文本	映射
1.2	性别	男，女	映射
1.3	民族	中华人民共和国国家标准 GB/T 3304—1991 中国各民族名称的罗马字母拼写法和代码	映射
1.4	国籍	中华人民共和国国家标准 GB/T 2659—1994 世界各国和地区名称代码	映射
1.5	出生日期	YYYY-MM-DD	映射
1.6	职业类别	中华人民共和国国家标准 GB/T 6565—1999 职业分类与代码	映射
1.7	本人电话	文本	映射
1.8	籍贯省(区、市)	文本	映射
1.9	籍贯市	文本	映射

续表

序号	数据元名称	值域/数据类型	数据加工类型
1.10	ABO血型	A,B,O,AB,未查	映射
1.11	RH血型	阳,阴,未查	映射
1.12	是否死亡	是,否	映射
1.13	死亡时间	YYYY-MM-DD	映射
1.14	死亡原因	文本	映射
1.15	登记号	文本	映射
1.16	住院号	文本	映射
1.17	门诊编号	文本	映射
1.18	健康卡号	文本	映射
1.19	婚姻状况	已婚,未婚,离婚,丧偶	映射
1.20	身份证号	文本	映射
1.21	出生地	文本	映射
1.22	户口地址	文本	映射
1.23	现住址	文本	映射
1.24	现住址邮编	文本	映射
1.25	工作单位	文本	映射
1.26	联系人姓名	文本	映射
1.27	联系人关系	文本	映射
1.28	联系人地址	文本	映射
1.29	联系人电话	文本	映射
1.30	医疗付费方式	城镇职工基本医疗保险,城镇居民基本医疗保险,新型农村合作医疗,贫困救助,商业医疗保险,全公费,全自费,其他社会保险,其他	映射

2. 诊疗概览

模块名称	参考标准
2. 诊疗概览 （diagnosis_treatment_overview）	中华人民共和国国家标准 GB/T 14396—2016 疾病分类与代码[4] NCCN Clinical Practice Guidelines in Oncology：Small Cell Lung Cancer（Version 1.2021）[5] NCCN Clinical Practice Guidelines in Oncology：Non-Small Cell Lung Cancer（Version 8.2020）[6] 中国临床肿瘤学会（CSCO）小细胞肺癌诊疗指南 2020[7] 中国临床肿瘤学会（CSCO）非小细胞肺癌诊疗指南 2020[8]

序号	子模块	数据元名称	值域 / 数据类型	数据加工类型
2.1	诊断概览	首次诊断时间	YYYY-MM-DD	逻辑计算
2.2	诊断概览	首诊年龄 / 岁	数值	逻辑计算
2.3	诊断概览	首次病理确诊时间	YYYY-MM-DD	逻辑计算
2.4	诊断概览	肺癌病理学分型	文本	逻辑计算
2.5	诊断概览	肺癌病理分化程度	文本	逻辑计算
2.6	诊断概览	TNM 分期	Ⅰ：ⅠA（ⅠA1、ⅠA2、ⅠA3）、ⅠB Ⅱ：ⅡA、ⅡB Ⅲ：ⅢA、ⅢB、ⅢC Ⅳ：ⅣA、ⅣB	逻辑计算

续表

序号	子模块	数据元名称	值域/数据类型	数据加工类型
2.7	诊断概览	美国退伍军人医院的肺癌研究组（VALG）分期	局限期,广泛期	逻辑计算
2.8	治疗概览	首次肺癌切除术时间	YYYY-MM-DD	逻辑计算
2.9	治疗概览	是否行化疗	是,否,未知	逻辑计算
2.10	治疗概览	是否行靶向治疗	是,否,未知	逻辑计算
2.11	治疗概览	是否行免疫治疗	是,否,未知	逻辑计算
2.12	治疗概览	是否行放疗	是,否,未知	逻辑计算
2.13	治疗概览	首次化疗时间	YYYY-MM-DD	逻辑计算
2.14	治疗概览	末次化疗时间	YYYY-MM-DD	逻辑计算
2.15	治疗概览	化疗方案数	数值	逻辑计算
2.16	治疗概览	首次靶向治疗时间	YYYY-MM-DD	逻辑计算
2.17	治疗概览	末次靶向治疗时间	YYYY-MM-DD	逻辑计算
2.18	治疗概览	首次放疗时间	YYYY-MM-DD	逻辑计算
2.19	治疗概览	末次放疗时间	YYYY-MM-DD	逻辑计算
2.20	治疗概览	是否栓塞治疗	是,否,未知	逻辑计算
2.21	治疗概览	首次栓塞治疗时间	YYYY-MM-DD	逻辑计算
2.22	治疗概览	是否消融治疗	是,否,未知	逻辑计算
2.23	治疗概览	首次消融治疗时间	YYYY-MM-DD	逻辑计算
2.24	治疗概览	是否粒子治疗	是,否,未知	逻辑计算
2.25	治疗概览	首次粒子治疗时间	YYYY-MM-DD	逻辑计算
2.26	治疗概览	是否远处转移	是,否,未知	逻辑计算
2.27	治疗概览	远处转移部位	文本	逻辑计算

续表

序号	子模块	数据元名称	值域/数据类型	数据加工类型
2.28	治疗概览	首次远处转移时间	YYYY-MM-DD	逻辑计算
2.29	治疗概览	是否复发	是,否,未知	逻辑计算
2.30	治疗概览	首次复发时间	YYYY-MM-DD	逻辑计算
2.31	治疗概览	是否死亡	是,否,未知	逻辑计算
2.32	治疗概览	死亡时间	YYYY-MM-DD	逻辑计算
2.33	治疗概览	末次就诊时间	YYYY-MM-DD	逻辑计算

3. 就诊记录

模块名称	参考标准
3. 就诊记录 （medical_visit_record）	中华人民共和国卫生行业标准 WS 445.10—2014 电子病历基本数据集 第 10 部分：住院病案首页[1] FORDS2015[2] SEERPCSM2015[3]

序号	子模块	数据元名称	值域/数据类型	数据加工类型
3.1	住院记录	入院日期	YYYY-MM-DD	映射
3.2	住院记录	入院科室	文本	映射
3.3	住院记录	经治医师	文本	映射
3.4	住院记录	就诊年龄/岁	数值	逻辑计算
3.5	住院记录	主诊断	文本	映射
3.6	住院记录	主诊断 ICD-10 名称	文本	映射
3.7	住院记录	主诊断 ICD-10 编码	文本	映射
3.8	住院记录	入院途径	急诊,门诊,其他医疗机构转入,其他	映射
3.9	住院记录	出院日期	YYYY-MM-DD	映射

续表

序号	子模块	数据元名称	值域/数据类型	数据加工类型
3.10	住院记录	出院科室	文本	映射
3.11	住院记录	离院方式	医嘱离院,医嘱转院,医嘱转社区/乡镇卫生院,非医嘱离院,死亡,其他	映射
3.12	住院记录	转归情况	文本	映射
3.13	住院记录	住院天数	数值	映射
3.14	住院记录	住院次数	数值	映射
3.15	住院记录	住院总费用/元	数值	映射
3.16	住院记录	是否转入ICU	是,否	映射
3.17	住院记录	转入ICU时间	YYYY-MM-DD	映射
3.18	住院记录	转出ICU时间	YYYY-MM-DD	映射
3.19	住院记录	ICU住院天数	数值	映射
3.20	住院记录	是否转科	是,否	映射
3.21	住院记录	转出科室	文本	映射
3.22	住院记录	转出时间	YYYY-MM-DD	映射
3.23	住院记录	转入科室	文本	映射
3.24	住院记录	转入时间	YYYY-MM-DD	映射
3.25	门诊记录	就诊日期	YYYY-MM-DD	映射
3.26	门诊记录	就诊科室	文本	映射
3.27	门诊记录	就诊医师	文本	映射
3.28	门诊记录	就诊年龄/岁	数值	逻辑计算
3.29	门诊记录	主诊断	文本	映射
3.30	门诊记录	主诊断ICD-10名称	文本	映射

续表

序号	子模块	数据元名称	值域/数据类型	数据加工类型
3.31	门诊记录	主诊断 ICD-10 编码	文本	映射
3.32	急诊记录	就诊日期	YYYY-MM-DD	映射
3.33	急诊记录	就诊科室	文本	映射
3.34	急诊记录	就诊医师	文本	映射
3.35	急诊记录	就诊年龄/岁	数值	逻辑计算
3.36	急诊记录	主诊断	文本	映射
3.37	急诊记录	主诊断 ICD-10 名称	文本	映射
3.38	急诊记录	主诊断 ICD-10 编码	文本	映射

4. 现病史

模块名称	参考标准
4. 现病史 (present_illness_history)	中华人民共和国卫生行业标准 WS 445.12—2014 电子病历基本数据集 第 12 部分：入院记录[1] 病历书写基本规范(2010 年版)[1] HL7 China CDA 规范——出院摘要(试行)[9]

序号	子模块	数据元名称	值域/数据类型	数据加工类型
4.1	主诉	入院时间	YYYY-MM-DD	映射
4.2	主诉	主诉	文本	映射
4.3	主诉	阳性症状体征	文本	结构化 + 归一
4.4	主诉	病程描述	文本	结构化
4.5	主诉	病程时长	文本	结构化
4.6	主诉	病程单位	文本	结构化
4.7	现病史	入院时间	YYYY-MM-DD	映射
4.8	现病史	现病史	文本	映射

续表

序号	子模块	数据元名称	值域/数据类型	数据加工类型
4.9	现病史	TNM 分期	Ⅰ：ⅠA（ⅠA1、ⅠA2、ⅠA3）、ⅠB Ⅱ：ⅡA、ⅡB Ⅲ：ⅢA、ⅢB、ⅢC Ⅳ：ⅣA、ⅣB	结构化
4.10	现病史	VALG 分期	局限期,广泛期	结构化
4.11	现病史	肺癌相关症状	乏力,咳嗽,咳痰,痰中带血,胸闷,气短,胸痛,咯血,发热,头晕,头疼,恶心,呕吐,其他	结构化+归一
4.12	现病史	体重改变数值	数值	结构化
4.13	现病史	体重改变性质	升高,下降,未变	结构化+归一
4.14	现病史	是否参加临床研究	是,否	结构化
4.15	现病史	是否化疗	是,否	结构化
4.16	现病史	化疗日期	YYYY-MM-DD	结构化
4.17	现病史	治疗周期	数值	结构化
4.18	现病史	化疗药物名称	文本	结构化+归一
4.19	现病史	化疗疗效评价	CR(完全缓解),PR(部分缓解),SD(疾病稳定),PD(疾病进展),NA(未评价)	结构化+归一
4.20	现病史	是否靶向治疗	是,否	结构化
4.21	现病史	靶向治疗日期	YYYY-MM-DD	结构化
4.22	现病史	治疗周期	数值	结构化
4.23	现病史	靶向治疗药物名称	文本	结构化+归一
4.24	现病史	靶向治疗疗效评价	CR,PR,SD,PD,NA	结构化+归一
4.25	现病史	是否抗血管治疗	是,否	结构化+归一
4.26	现病史	抗血管治疗日期	YYYY-MM-DD	结构化

续表

序号	子模块	数据元名称	值域/数据类型	数据加工类型
4.27	现病史	治疗周期	数值	结构化
4.28	现病史	抗血管药物名称	文本	结构化+归一
4.29	现病史	抗血管疗效评价	CR,PR,SD,PD,NA	结构化+归一
4.30	现病史	是否免疫治疗	是,否	结构化+归一
4.31	现病史	免疫治疗日期	YYYY-MM-DD	结构化
4.32	现病史	治疗周期	数值	结构化
4.33	现病史	免疫治疗药物名称	文本	结构化+归一
4.34	现病史	免疫治疗疗效评价	CR,PR,SD,PD,NA	结构化+归一
4.35	现病史	是否手术治疗	是,否	结构化+归一
4.36	现病史	手术日期	YYYY-MM-DD	结构化
4.37	现病史	手术名称	文本	结构化+归一
4.38	现病史	手术切除部位	右肺上叶：尖段、后段、前段 右肺中叶：外侧段、内侧段 右肺下叶：内基底段、前基底段、外基底段、后基底段 左肺上叶：尖后段、前段、上舌段、下舌段 左肺下叶：背段、前基底段、外基底段、后基底段	结构化+归一
4.39	现病史	手术史病理组织来源	文本	结构化+归一
4.40	现病史	现病史病理类型	腺癌：胚胎型,腺泡状腺癌,乳头状腺癌,实体状腺癌,浸润性黏液腺癌,胶样型腺癌,胎儿型腺癌,肠型腺癌,微浸润性腺癌 乳头状瘤 腺瘤：硬化性肺泡细胞瘤,肺泡性腺瘤,乳头状腺瘤,黏液性腺囊瘤,黏液性腺瘤,不典型腺瘤样增生,原位腺癌 鳞状细胞癌：角化性鳞状细胞癌,非角化性鳞状细胞癌,基底样鳞状细胞癌,鳞状细胞原位癌	结构化+归一

续表

序号	子模块	数据元名称	值域/数据类型	数据加工类型
			神经内分泌肿瘤：小细胞癌,复合性小细胞癌,大细胞神经内分泌癌,混合型大细胞神经内分泌癌,典型类癌,非典型类癌,胸膜肺母细胞瘤,滑膜肉瘤,肺动脉内膜肉瘤,肌上皮肿瘤,大细胞癌,腺鳞癌,肉瘤样癌,未分类的癌 唾液腺型肿瘤：黏液表皮样癌,腺样囊性癌,上皮-肌上皮癌,多形性腺瘤 间叶源性肿瘤	
4.41	现病史	初诊是否转移	是,否	结构化
4.42	现病史	初诊转移部位	骨,肝,肾上腺,脑,胸膜,心包,淋巴结,其他部位	结构化
4.43	现病史	原发灶位置	右肺上叶：尖段、后段、前段 右肺中叶：外侧段、内侧段 右肺下叶：内基底段、前基底段、外基底段、后基底段 左肺上叶：尖后段、前段、上舌段、下舌段 左肺下叶：背段、前基底段、外基底段、后基底段	结构化+归一
4.44	现病史	是否放疗	是,否	结构化+归一
4.45	现病史	放疗目的	根治,辅助,姑息,预防	结构化+归一
4.46	现病史	放疗方法	TOMO(螺旋断层放疗),3DCRT(三维适形放疗),2DRT(二维放疗),VMAT(容积调强弧形放疗),SBRT(立体定向放疗),IMRT(调强适形放疗),IGRT(影像引导调强适形放疗),DCRT(剂量引导调强适形放疗),IMRT+IGRT(调强放疗+容积图像引导),VMAT+IGRT(动态调强放疗+容积图像引导),其他	结构化+归一
4.47	现病史	放疗部位	文本	结构化+归一
4.48	现病史	放疗总剂量/Gy	数值	结构化
4.49	现病史	放疗开始时间	YYYY-MM-DD	结构化
4.50	现病史	是否伽马刀	是,否	结构化

4. 现病史

续表

序号	子模块	数据元名称	值域/数据类型	数据加工类型
4.51	现病史	伽马刀部位	文本	结构化+归一
4.52	现病史	伽马刀总剂量/Gy	数值	结构化
4.53	现病史	伽马刀开始时间	YYYY-MM-DD	结构化
4.54	现病史	是否射波刀	是,否	结构化
4.55	现病史	射波刀开始时间	YYYY-MM-DD	结构化
4.56	现病史	射波刀部位	文本	结构化+归一
4.57	现病史	是否浆膜腔灌注治疗	是,否	结构化
4.58	现病史	浆膜腔灌注治疗开始时间	YYYY-MM-DD	结构化
4.59	现病史	是否介入治疗	是,否	结构化
4.60	现病史	介入治疗时间	YYYY-MM-DD	结构化
4.61	现病史	是否粒子治疗	是,否	结构化
4.62	现病史	粒子治疗日期	YYYY-MM-DD	结构化
4.63	现病史	是否质子治疗	是,否	结构化
4.64	现病史	质子治疗日期	YYYY-MM-DD	结构化
4.65	现病史	是否基因检测	是,否	结构化
4.66	现病史	基因检测时间	YYYY-MM-DD	结构化
4.67	现病史	基因检测结果	文本	结构化+归一

5. 既往史

模块名称	参考标准
5. 既往史 （past_medical_history）	中华人民共和国卫生行业标准 WS 445.12—2014 电子病历基本数据集 第 12 部分：入院记录[1] 病历书写基本规范(2010 年版)[1]

序号	子模块	数据元名称	值域/数据类型	数据加工类型
5.1	既往史	入院时间	YYYY-MM-DD	映射
5.2	既往史	既往史	文本	映射
5.3	既往史	是否有既往疾病史	是,否	结构化
5.4	既往史	既往疾病名称	文本	结构化 + 归一
5.5	既往史	是否有传染病史	是,否	结构化
5.6	既往史	既往传染病名称	文本	结构化 + 归一
5.7	既往史	是否有过敏史	是,否	结构化
5.8	既往史	过敏原名称	文本	结构化 + 归一
5.9	既往史	是否有输血史	是,否	结构化
5.10	既往史	是否有手术史	是,否	结构化

续表

序号	子模块	数据元名称	值域/数据类型	数据加工类型
5.11	既往史	手术部位	文本	结构化+归一
5.12	既往史	手术时间	YYYY-MM-DD	结构化
5.13	既往史	是否有外伤史	是,否	结构化
5.14	既往史	是否有疫苗接种史	是,否	结构化
5.15	既往史	是否其他肿瘤	是,否	结构化
5.16	既往史	其他肿瘤名称	文本	结构化+归一
5.17	既往史	其他肿瘤诊断时间	YYYY-MM-DD	结构化

5. 既往史

6. 个人史

模块名称	参考标准
6. 个人及月经婚育史 （personal_menstrual_marrital_childbearing_history）	中华人民共和国卫生行业标准 WS 445.12—2014 电子病历入院记录[1] 病历书写基本规范（2010 年版）[1]

序号	子模块	数据元名称	值域/数据类型	数据加工类型
6.1	个人史	入院时间	YYYY-MM-DD	映射
6.2	个人史	个人史	文本	映射
6.3	个人史	是否吸二手烟	是,否	结构化
6.4	个人史	是否吸烟	是,否	结构化
6.5	个人史	烟龄/年	数值	结构化
6.6	个人史	日吸烟量/(支·d^{-1})	数值	结构化
6.7	个人史	是否戒烟	是,否	结构化
6.8	个人史	戒烟时长/年	数值	结构化
6.9	个人史	是否饮酒	是,否	结构化
6.10	个人史	日饮酒量/(g·d^{-1})	数值	结构化

续表

序号	子模块	数据元名称	值域/数据类型	数据加工类型
6.11	个人史	饮酒类型	文本	结构化
6.12	个人史	酒龄/年	数值	结构化
6.13	个人史	是否戒酒	是,否	结构化
6.14	个人史	戒酒时长/年	数值	结构化
6.15	个人史	是否有疫区接触史	是,否	结构化
6.16	个人史	是否有放射性物质接触史	是,否	结构化
6.17	个人史	是否有毒物接触史	是,否	结构化
6.18	个人史	毒物类型	文本	结构化
6.19	月经婚育史	入院时间	YYYY-MM-DD	映射
6.20	月经婚育史	月经初潮年龄/岁	数值	结构化
6.21	月经婚育史	经期最长天数	数值	结构化
6.22	月经婚育史	经期最短天数	数值	结构化
6.23	月经婚育史	月经周期最长天数	数值	结构化
6.24	月经婚育史	月经周期最短天数	数值	结构化
6.25	月经婚育史	月经是否规律	是,否	结构化
6.26	月经婚育史	末次月经日期	YYYY-MM-DD	结构化
6.27	月经婚育史	是否绝经	是,否	结构化
6.28	月经婚育史	绝经年龄/岁	数值	结构化
6.29	月经婚育史	怀孕次数	数值	结构化
6.30	月经婚育史	生育个数	数值	结构化
6.31	月经婚育史	流产次数	数值	结构化
6.32	月经婚育史	活胎个数	数值	结构化

7. 家族史

模块名称	参考标准
7. 家族史 （family_history）	中华人民共和国卫生行业标准 WS 445.12—2014 电子病历基本数据集 第 12 部分：入院记录[1] 病历书写基本规范（2010 年版）[1] HL7 China CDA 规范——出院摘要（试行）[9]

序号	子模块	数据元名称	值域/数据类型	数据加工类型
7.1	家族史	入院时间	YYYY-MM-DD	映射
7.2	家族史	家族史	文本	映射
7.3	家族史	是否有家族史	是,否	结构化
7.4	家族史	家族疾病名称	文本	结构化+归一
7.5	家族史	家族疾病亲属关系	文本	结构化+归一
7.6	家族史	是否有家族恶性肿瘤史	是,否	结构化
7.7	家族史	肿瘤名称	文本	结构化
7.8	家族史	亲属关系	文本	结构化+归一

8. 体格检查

模块名称	参考标准
8. 体格检查 （physical_exam）	中华人民共和国卫生行业标准 WS 445.12—2014 电子病历基本数据集 第12部分：入院记录[1] 病历书写基本规范（2010年版）[1] HL7 China CDA 规范——出院摘要（试行）[9] ECOG/KPS 评分[10,11]

序号	子模块	数据元名称	值域/数据类型	数据加工类型
8.1	体格检查	入院时间	YYYY-MM-DD	映射
8.2	体格检查	体格检查	文本	映射
8.3	体格检查	入院舒张压 /mmHg	数值	结构化
8.4	体格检查	入院收缩压 /mmHg	数值	结构化
8.5	体格检查	入院脉率 /(次·min^{-1})	数值	结构化
8.6	体格检查	入院体温 /℃	数值	结构化
8.7	体格检查	入院呼吸频率 /(次·min^{-1})	数值	结构化
8.8	体格检查	入院身高 /cm	数值	结构化

续表

序号	子模块	数据元名称	值域/数据类型	数据加工类型
8.9	体格检查	入院体重/kg	数值	结构化
8.10	体格检查	入院体重指数/(kg·m^{-2})	数值	逻辑计算
8.11	体格检查	入院体表面积/m^2	数值	逻辑计算
8.12	体格检查	皮肤黏膜	文本	结构化+归一
8.13	体格检查	是否淋巴结肿大	是,否	结构化
8.14	体格检查	淋巴结肿大部位	文本	结构化+归一
8.15	体格检查	听力	下降,丧失,减退	结构化+归一
8.16	体格检查	视力	下降,受损,管状视野	结构化+归一
8.17	体格检查	胸壁	水肿,破溃,肿物,瘢痕	结构化+归一
8.18	体格检查	双肺叩诊音	清音,浊音	结构化
8.19	体格检查	双肺呼吸音	减弱,消失,增强,清晰	结构化+归一
8.20	体格检查	是否有肺部干啰音	是,否	结构化
8.21	体格检查	是否有肺部湿啰音	是,否	结构化
8.22	体格检查	是否心律整齐	是,否	结构化
8.23	体格检查	心音强弱	强有力,低顿,弱	结构化+归一
8.24	体格检查	是否有心脏杂音	是,否	结构化
8.25	体格检查	是否有额外心音	是,否	结构化
8.26	体格检查	是否有心包摩擦音	是,否	结构化
8.27	体格检查	是否腹肌紧张	是,否	结构化
8.28	体格检查	是否有腹部压痛	是,否	结构化
8.29	体格检查	腹部压痛部位	上腹部,中腹部,下腹部,脐部,其他	结构化+归一

续表

序号	子模块	数据元名称	值域/数据类型	数据加工类型
8.30	体格检查	是否有腹部反跳痛	是,否	结构化
8.31	体格检查	是否脾大	是,否	结构化
8.32	体格检查	是否肝大	是,否	结构化
8.33	体格检查	是否有移动性浊音	是,否	结构化
8.34	体格检查	是否水肿	是,否	结构化
8.35	体格检查	水肿程度	文本	结构化
8.36	体格检查	四肢关节	文本	结构化
8.37	体格检查	神经系统症状	文本	结构化
8.38	身体状况评价	评分时间	YYYY-MM-DD	映射
8.39	身体状况评价	KPS 评分	10,20,30,40,50,60,70,80,90,100	结构化+归一
8.40	身体状况评价	ECOG 评分	0,1,2,3,4,5	结构化+归一
8.41	身体状况评价	VAS 评分	0,1,2,3,4,5,6,7,8,9,10	结构化+归一
8.42	身体状况评价	NRS 评分	0,1,2,3,4,5,6,7,8,9,10	结构化+归一

9. 专科检查

模块名称	参考标准
9. 专科检查（specialist_exam）	中华人民共和国卫生行业标准 WS 445.12—2014 电子病历基本数据集 第 12 部分：入院记录[1] 病历书写基本规范（2010 年版）[1] HL7 China CDA 规范——出院摘要（试行）[9]

序号	子模块	数据元名称	值域 / 数据类型	数据加工类型
9.1	专科检查	入院时间	YYYY-MM-DD	映射
9.2	专科检查	专科检查	文本	映射
9.3	专科检查	是否有杵状指 / 趾	是, 否	结构化
9.4	专科检查	是否有上腔静脉综合征	是, 否	结构化
9.5	专科检查	是否声音嘶哑	是, 否	结构化
9.6	专科检查	霍纳综合征	是, 否	结构化
9.7	专科检查	副瘤综合征	是, 否	结构化

10. 诊断

模块名称	参考标准
10. 诊断 （diagnosis）	中华人民共和国国家标准 GB/T 14396—2016 疾病分类与代码[4] NCCN Clinical Practice Guidelines in Oncology：Small Cell Lung Cancer（Version 1.2021）[5] NCCN Clinical Practice Guidelines in Oncology：Non-Small Cell Lung Cancer（Version 8.2020）[6] 中国临床肿瘤学会（CSCO）小细胞肺癌诊疗指南 2020[7] 中国临床肿瘤学会（CSCO）非小细胞肺癌诊疗指南 2020[8]

序号	子模块	数据元名称	值域 / 数据类型	数据加工类型
10.1	全部诊断	诊断日期	YYYY-MM-DD	映射
10.2	全部诊断	诊断类型	门诊诊断,入院诊断,出院诊断,术前诊断,病理学诊断,转入诊断,死亡诊断	映射
10.3	全部诊断	诊断名称	文本	映射
10.4	全部诊断	诊断 ICD-10 名称	文本	映射
10.5	全部诊断	诊断 ICD-10 编码	文本	映射
10.6	全部诊断	诊断来源	诊断记录,住院病案首页,入院记录,出院记录,手术记录,转科记录,24 小时内入出院记录,死亡记录,24 小时内入院死亡记录	映射
10.7	肺癌诊断	诊断日期	YYYY-MM-DD	映射

续表

序号	子模块	数据元名称	值域/数据类型	数据加工类型
10.8	肺癌诊断	诊断类型	门诊诊断,入院诊断,出院诊断,术前诊断,病理学诊断,转入诊断,死亡诊断	映射
10.9	肺癌诊断	诊断名称	文本	映射
10.10	肺癌诊断	诊断 ICD-10 名称	文本	映射
10.11	肺癌诊断	诊断 ICD-10 编码	文本	映射
10.12	肺癌诊断	诊断来源	诊断记录,出院记录,住院病案首页,入院记录,手术记录,转科记录,24小时内入出院记录,死亡记录,24小时内入院死亡记录	映射
10.13	肺癌诊断	肺肿瘤部位	文本	结构化+归一
10.14	肺癌诊断	肺癌病理学分型	腺癌:胚胎型,腺泡状腺癌,乳头状腺癌,实体状腺癌,浸润性黏液腺癌,胶样型腺癌,胎儿型腺癌,肠型腺癌,微浸润性腺癌 乳头状瘤 腺瘤:硬化性肺泡细胞瘤,肺泡性腺瘤,乳头状腺瘤,黏液性腺囊瘤,黏液性腺瘤,不典型腺瘤样增生,原位腺癌 鳞状细胞癌:角化性鳞状细胞癌,非角化性鳞状细胞癌,基底样鳞状细胞癌,鳞状细胞原位癌 神经内分泌肿瘤:小细胞癌,复合性小细胞癌,大细胞神经内分泌癌,混合型大细胞神经内分泌癌,典型类癌,非典型类癌,胸膜肺母细胞瘤,滑膜肉瘤,肺动脉内膜肉瘤,肌上皮肿瘤,大细胞癌,腺鳞癌,肉瘤样癌,未分类的癌 唾液腺型肿瘤:黏液表皮样癌,腺样囊性癌,上皮-肌上皮癌,多形性腺瘤 间叶源性肿瘤	结构化+归一
10.15	肺癌诊断	肿瘤数目	单发,多发,双原发	结构化+归一
10.16	肺癌诊断	肺癌大体分型	中央型,周围型	结构化+归一
10.17	肺癌诊断	病理分化程度	文本	结构化+归一
10.18	肺癌诊断	分期前缀	p(病理分期),c(临床分期),y(再治疗分期),s(手术分期),a(尸检分期)	结构化+归一
10.19	肺癌诊断	T 分期	Tx,T0,Tis,T1a,T1b,T1c,T2a,T2b,T3,T4	结构化+归一

续表

序号	子模块	数据元名称	值域/数据类型	数据加工类型
10.20	肺癌诊断	N分期	Nx,cN0,N1,N2,N3	结构化+归一
10.21	肺癌诊断	M分期	Mx,M0,M1a,M1b,M1c	结构化+归一
10.22	肺癌诊断	TNM分期	Ⅰ：ⅠA（ⅠA1、ⅠA2、ⅠA3）、ⅠB Ⅱ：ⅡA、ⅡB Ⅲ：ⅢA、ⅢB、ⅢC Ⅳ：ⅣA、ⅣB	结构化+归一
10.23	肺癌诊断	VALG分期	局限期,广泛期	结构化+归一
10.24	肺癌诊断	是否远处转移	是,否	结构化
10.25	肺癌诊断	远处转移部位	文本	结构化+归一
10.26	肺癌诊断	是否复发	是,否	结构化

11. 影像学检查

模块名称	参考标准
11. 影像学检查 （examination）	NCCN Clinical Practice Guidelines in Oncology：Small Cell Lung Cancer（Version 1.2021）[5] NCCN Clinical Practice Guidelines in Oncology：Non-Small Cell Lung Cancer（Version 8.2020）[6] 中国临床肿瘤学会（CSCO）小细胞肺癌诊疗指南 2020[7] 中国临床肿瘤学会（CSCO）非小细胞肺癌诊疗指南 2020[8]

序号	子模块	数据元名称	值域/数据类型	数据加工类型
11.1	超声检查	检查日期	YYYY-MM-DD	映射
11.2	超声检查	检查类型	文本	映射
11.3	超声检查	检查名称	文本	映射
11.4	超声检查	检查部位	ICD-O-3 解剖学编码	映射
11.5	超声检查	检查所见	文本	映射
11.6	超声检查	检查结论	文本	映射
11.7	超声检查	检查编号	文本	映射
11.8	超声检查	是否有体腔积液	是,否	结构化
11.9	超声检查	体腔积液的部位	胸腔,心包腔,腹腔,盆腔	结构化+归一

续表

序号	子模块	数据元名称	值域/数据类型	数据加工类型
11.10	超声检查	体腔积液量	少量,中量,大量	结构化+归一
11.11	超声检查	是否有淋巴结转移	是,否	结构化
11.12	超声检查	淋巴结转移部位	颈部淋巴结,锁骨上淋巴结,腋下淋巴结,腹股沟淋巴结,腹腔淋巴结,腹膜后淋巴结	结构化+归一
11.13	超声检查	是否有远处转移	是,否	结构化
11.14	超声检查	远处转移位置	肝脏,肾上腺,其他	结构化+归一
11.15	CT检查	检查日期	YYYY-MM-DD	映射
11.16	CT检查	检查类型	平扫,增强,平扫+增强	映射
11.17	CT检查	检查名称	文本	映射
11.18	CT检查	检查部位	ICD-O-3解剖学编码	映射
11.19	CT检查	检查所见	文本	映射
11.20	CT检查	检查结论	文本	映射
11.21	CT检查	检查编号	文本	映射
11.22	CT检查	肿瘤大体分型	中央型,周围型	结构化+归一
11.23	CT检查	肿瘤数目	单发,多发	结构化+归一
11.24	CT检查	肿瘤部位	ICD-O-3解剖学编码	结构化+归一
11.25	CT检查	肿瘤第一径/mm	数值	结构化
11.26	CT检查	肿瘤第二径/mm	数值	结构化
11.27	CT检查	是否有胸腔积液	是,否	结构化
11.28	CT检查	胸腔积液量	少量,中量,大量	结构化+归一
11.29	CT检查	是否有心包积液	是,否	结构化
11.30	CT检查	心包积液量	少量,中量,大量	结构化+归一

续表

序号	子模块	数据元名称	值域/数据类型	数据加工类型
11.31	CT 检查	是否有淋巴结转移	是,否	结构化
11.32	CT 检查	淋巴结转移部位	ICD-O-3 解剖学编码	结构化+归一
11.33	CT 检查	淋巴结第一径/mm	数值	结构化
11.34	CT 检查	淋巴结第二径/mm	数值	结构化
11.35	CT 检查	淋巴结边界	文本	结构化
11.36	CT 检查	淋巴结增强显影	文本	结构化
11.37	CT 检查	淋巴结数目	数值	结构化
11.38	CT 检查	是否远处转移	是,否	结构化
11.39	CT 检查	远处转移部位	ICD-O-3 解剖学编码	结构化+归一
11.40	CT 检查	CT 值	数值	结构化
11.41	CT 检查	是否有肺内阻塞性改变	是,否	结构化
11.42	CT 检查	是否侵犯纵隔结构	是,否	结构化
11.43	CT 检查	是否边缘毛刺	是,否	结构化
11.44	CT 检查	是否牵拉胸膜	是,否	结构化
11.45	CT 检查	是否紧邻侵犯	是,否	结构化
11.46	CT 检查	骨破坏	是,否	结构化
11.47	CT 检查	软组织肿块	文本	结构化
11.48	CT 检查	胸膜结节	是,否	结构化
11.49	CT 检查	胸膜增厚	是,否	结构化
11.50	MRI 检查	检查日期	YYYY-MM-DD	映射
11.51	MRI 检查	检查类型	文本	映射
11.52	MRI 检查	检查名称	文本	映射

续表

序号	子模块	数据元名称	值域/数据类型	数据加工类型
11.53	MRI 检查	检查部位	ICD-O-3 解剖学编码	映射
11.54	MRI 检查	检查所见	文本	映射
11.55	MRI 检查	检查结论	文本	映射
11.56	MRI 检查	检查编号	文本	映射
11.57	MRI 检查	肿瘤大体分型	中央型,周围型	结构化+归一
11.58	MRI 检查	肿瘤数目	单发,多发	结构化+归一
11.59	MRI 检查	肿瘤部位	ICD-O-3 解剖学编码	结构化+归一
11.60	MRI 检查	肿瘤第一径/mm	数值	结构化
11.61	MRI 检查	肿瘤第二径/mm	数值	结构化
11.62	MRI 检查	是否有淋巴结转移	是,否	结构化
11.63	MRI 检查	淋巴结转移部位	支气管淋巴结,肺门淋巴结,纵隔淋巴结,隆突下淋巴结,斜角肌淋巴结,锁骨上区淋巴结,其他	结构化+归一
11.64	PET-CT 检查	检查日期	YYYY-MM-DD	映射
11.65	PET-CT 检查	检查类型	文本	映射
11.66	PET-CT 检查	检查名称	文本	映射
11.67	PET-CT 检查	检查部位	ICD-O-3 解剖学编码	映射
11.68	PET-CT 检查	检查所见	文本	映射
11.69	PET-CT 检查	检查结论	文本	映射
11.70	PET-CT 检查	检查编号	文本	映射
11.71	PET-CT 检查	肿瘤大体分型	中央型,周围型	结构化+归一
11.72	PET-CT 检查	肿瘤数目	单发,多发	结构化+归一
11.73	PET-CT 检查	是否有体腔积液	是,否	结构化

续表

序号	子模块	数据元名称	值域/数据类型	数据加工类型
11.74	PET-CT 检查	体腔积液部位	胸腔,心包腔,腹腔,盆腔	结构化+归一
11.75	PET-CT 检查	胸腔积液量	少量,中量,大量	结构化+归一
11.76	PET-CT 检查	肿瘤部位	ICD-O-3 解剖学编码	结构化+归一
11.77	PET-CT 检查	肿瘤第一径/mm	数值	结构化
11.78	PET-CT 检查	肿瘤第二径/mm	数值	结构化
11.79	PET-CT 检查	SUV 值检查日期	YYYY-MM-DD	映射
11.80	PET-CT 检查	SUV 值部位	文本	结构化
11.81	PET-CT 检查	SUV_{max} 数值	数值	结构化
11.82	PET-CT 检查	是否有淋巴结转移	是,否	结构化
11.83	PET-CT 检查	淋巴结转移部位	支气管淋巴结,肺门淋巴结,纵隔淋巴结,隆突下淋巴结,斜角肌淋巴结,锁骨上区淋巴结,其他	结构化+归一
11.84	PET-CT 检查	淋巴结第一径/mm	数值	结构化
11.85	PET-CT 检查	淋巴结第二径/mm	数值	结构化
11.86	PET-CT 检查	淋巴结数目	数值	结构化
11.87	PET-CT 检查	淋巴结边界	文本	结构化
11.88	PET-CT 检查	是否远处转移	是,否	结构化
11.89	PET-CT 检查	远处转移部位	ICD-O-3 解剖学编码	结构化+归一
11.90	PET-CT 检查	转移数目	数值	结构化
11.91	PET-CT 检查	是否复发	是,否	结构化
11.92	骨扫描	检查日期	YYYY-MM-DD	映射
11.93	骨扫描	检查类型	文本	映射
11.94	骨扫描	检查名称	文本	映射

续表

序号	子模块	数据元名称	值域/数据类型	数据加工类型
11.95	骨扫描	检查部位	文本	映射
11.96	骨扫描	检查所见	文本	映射
11.97	骨扫描	检查结论	文本	映射
11.98	骨扫描	检查编号	文本	映射
11.99	骨扫描	是否有放射浓聚灶	是,否	结构化
11.100	骨扫描	放射浓聚灶部位	文本	结构化
11.101	骨扫描	是否骨转移	是,否	结构化
11.102	骨扫描	骨转移部位	ICD-O-3 解剖学编码	结构化+归一
11.103	心电图	检查方法名称	文本	映射
11.104	心电图	检查日期	YYYY-MM-DD	映射
11.105	心电图	检查所见	文本	映射
11.106	心电图	检查结论	文本	映射
11.107	心电图	是否异常	是,否	结构化
11.108	心电图	期前收缩	是,否	结构化
11.109	心电图	期前收缩类型	文本	结构化
11.110	心电图	传导阻滞	是,否	结构化
11.111	心电图	阻滞类型	文本	结构化
11.112	心电图	劳损肥厚	是,否	结构化
11.113	心电图	劳损肥厚部位	文本	结构化
11.114	心电图	心肌缺血	是,否	结构化
11.115	心电图	ST-T 改变	是,否	结构化
11.116	心电图	陈旧性心肌梗死	是,否	结构化

续表

序号	子模块	数据元名称	值域/数据类型	数据加工类型
11.117	心脏超声	检查日期	YYYY-MM-DD	映射
11.118	心脏超声	检查项目名称	文本	映射
11.119	心脏超声	检查所见	文本	映射
11.120	心脏超声	检查结论	文本	映射
11.121	心脏超声	心功能-左室舒张末容积/ml	数值	结构化
11.122	心脏超声	心功能-左室收缩末容积/ml	数值	结构化
11.123	心脏超声	心功能-射血分数/%	数值	结构化
11.124	心脏超声	心功能-心排血量/ml	数值	结构化
11.125	心脏超声	心功能-心排血指数	数值	结构化
11.126	心脏超声	心功能-每搏指数	数值	结构化
11.127	心脏超声	心功能-每搏输出量/ml	数值	结构化

12. 内镜

模块名称	参考标准
12. 内镜 (endoscope)	NCCN Clinical Practice Guidelines in Oncology：Small Cell Lung Cancer（Version 1.2021）[5] NCCN Clinical Practice Guidelines in Oncology：Non-Small Cell Lung Cancer（Version 8.2020）[6] 中国临床肿瘤学会（CSCO）小细胞肺癌诊疗指南 2020[7] 中国临床肿瘤学会（CSCO）非小细胞肺癌诊疗指南 2020[8]

序号	子模块	数据元名称	值域/数据类型	数据加工类型
12.1	支气管镜	检查日期	YYYY-MM-DD	映射
12.2	支气管镜	检查类型	文本	映射
12.3	支气管镜	检查名称	文本	映射
12.4	支气管镜	检查部位	文本	映射
12.5	支气管镜	检查所见	文本	映射
12.6	支气管镜	检查结论	文本	映射
12.7	支气管镜	检查编号	文本	映射
12.8	支气管镜	支气管镜能否通过	是,否	结构化

续表

序号	子模块	数据元名称	值域/数据类型	数据加工类型
12.9	支气管镜	肿瘤部位	ICD-O-3 解剖学编码	结构化+归一
12.10	支气管镜	直接征象	管腔内见菜花样、息肉状等新生物,新生物可部分或完全堵塞管腔和管壁黏膜 增厚、粗糙、凸凹不平,管腔不同程度狭窄甚至闭塞的浸润性改变	结构化+归一
12.11	支气管镜	间接征象	黏膜充血,水肿,管腔受压狭窄及黏膜嵴宽钝或短缩,血性状分泌物溢出,声带麻痹或活动迟缓	结构化+归一
12.12	支气管镜	是否做下一步检查	活检,刷检,灌洗	结构化+归一
12.13	经支气管针吸活检（TBNA）	是否 TBNA	是,否	结构化
12.14	经支气管针吸活检（TBNA）	TBNA 检查时间	YYYY-MM-DD	映射
12.15	经支气管针吸活检（TBNA）	穿刺点位	文本	结构化
12.16	超声支气管镜（EBUS）	是否 EBUS	是,否	结构化
12.17	超声支气管镜（EBUS）	EBUS 检查时间	YYYY-MM-DD	映射
12.18	支气管镜下治疗	是否做支气管镜下治疗	是,否	结构化
12.19	支气管镜下治疗	治疗时间	YYYY-MM-DD	映射
12.20	支气管镜下治疗	支气管镜下治疗名称	文本	结构化
12.21	胸腔镜	胸腔镜	文本	映射
12.22	胸腔镜	胸腔镜时间	YYYY-MM-DD	映射
12.23	胸腔镜	检查目的	文本	结构化

续表

序号	子模块	数据元名称	值域/数据类型	数据加工类型
12.24	胸腔镜	部位	ICD-O-3 解剖学编码	结构化+归一
12.25	胸腔镜	手术名称	文本	结构化
12.26	胸腔镜	手术方式	文本	结构化
12.27	胸腔镜	手术切除范围	文本	结构化
12.28	纵隔镜	是否做纵隔镜检查	是,否	结构化
12.29	纵隔镜	检查时间	YYYY-MM-DD	映射
12.30	纵隔镜	检查目的	文本	结构化
12.31	纵隔镜	部位	ICD-O-3 解剖学编码	结构化+归一

13. 检验

模块名称	参考标准
13. 检验（laboratory）	中华人民共和国卫生行业标准 WS 445.4—2014 电子病历基本数据集 第 4 部分：检查检验记录[1] 检验方法与项目名称遵循 LOINC 标准[12]

序号	子模块	数据元名称	值域/数据类型	数据加工类型
13.1	实验室检查	检验日期	YYYY-MM-DD	映射
13.2	实验室检查	检验项目名称	检验项目名称	映射
13.3	实验室检查	检验定性结果	文本	映射
13.4	实验室检查	检验定量结果	数字	映射
13.5	实验室检查	检验定量结果单位	文本	映射
13.6	实验室检查	检验结论	文本	映射
13.7	细菌培养+鉴定+药敏	培养日期	YYYY-MM-DD	映射
13.8	细菌培养+鉴定+药敏	培养标本	痰液,血液,咽拭子,骨髓,浆膜腔积液,其他	映射
13.9	细菌培养+鉴定+药敏	培养结果	文本	映射

检 验 细 类

分类	数据元名称	数据加工类型
血常规	白细胞（WBC）	映射
血常规	中性粒细胞百分比（%NEUT）	映射
血常规	淋巴细胞百分比（%LYM）	映射
血常规	单核细胞百分比（%MON）	映射
血常规	嗜酸性粒细胞百分比（%EOS）	映射
血常规	嗜碱性粒细胞百分比（%BAS）	映射
血常规	中性粒细胞计数（#NEU）	映射
血常规	淋巴细胞计数（#LYM）	映射
血常规	单核细胞计数（#MON）	映射
血常规	嗜酸性粒细胞计数（#EOS）	映射
血常规	嗜碱性粒细胞计数（#BAS）	映射
血常规	红细胞（RBC）	映射
血常规	血红蛋白（HGB）	映射
血常规	红细胞压积（HCT）	映射
血常规	红细胞平均体积（MCV）	映射
血常规	平均血红蛋白量（MCH）	映射
血常规	平均血红蛋白浓度（MCHC）	映射
血常规	红细胞分布宽度（RDW）	映射
血常规	血小板（PLT）	映射
血常规	平均血小板体积（MPV）	映射
血常规	血小板压积（PCT）	映射

续表

分类	数据元名称	数据加工类型
血常规	血小板分布宽度(PDW)	映射
尿常规	白细胞(LEU)	映射
尿常规	酮体(KET)	映射
尿常规	隐血(BLD)	映射
尿常规	酸碱度(pH)	映射
尿常规	尿蛋白(PRO)	映射
尿常规	比重(SG)	映射
尿常规	胆红素(BIL)	映射
尿常规	葡萄糖(GLU)	映射
尿常规	尿胆原(UBG)	映射
尿常规	微量白蛋白(MALB)	映射
尿常规	亚硝酸盐(NIT)	映射
尿常规	维生素C(ASC)	映射
尿常规	白细胞(WBC)	映射
尿常规	红细胞(RBC)	映射
尿常规	上皮细胞(EC)	映射
尿常规	非鳞状上皮细胞(NSE)	映射
尿常规	透明管型(Cast)	映射
尿常规	病理管型(P.CA)	映射
尿常规	细菌(BACT)	映射
尿常规	类酵母菌(YLC)	映射

13. 检验

续表

分类	数据元名称	数据加工类型
尿常规	结晶(X_TA)	映射
凝血常规	凝血酶原时间(PT)	映射
凝血常规	凝血酶原时间比率(PT-R)	映射
凝血常规	国际标准化比值(INR)	映射
凝血常规	凝血酶原活动度(PT-AT)	映射
凝血常规	纤维蛋白原(FIB)	映射
凝血常规	部分凝血酶原时间(APTT)	映射
凝血常规	部分凝血酶原时间比值(APTTR)	映射
凝血常规	凝血酶时间(TT)	映射
凝血常规	凝血酶时间比值(TTR)	映射
凝血常规	超敏D-二聚体测定(D-Di)	映射
凝血常规	抗凝血酶Ⅲ(AT-ⅢA)	映射
C反应蛋白	C反应蛋白(CRP)	映射
肝功能	谷丙转氨酶(ALT)	映射
肝功能	谷草转氨酶(AST)	映射
肝功能	γ-谷氨酰转肽(GGT)	映射
肝功能	乳酸脱氢酶(LDH)	映射
肝功能	胆碱酯酶(CHE)	映射
肝功能	碱性磷酸酶(ALP)	映射
肝功能	总胆红素(TBIL)	映射
肝功能	直接胆红素(DBIL)	映射

13. 检验

续表

分类	数据元名称	数据加工类型
肝功能	间接胆红素(IBIL)	映射
肝功能	总蛋白(TP)	映射
肝功能	白蛋白(ALB)	映射
肝功能	球蛋白(GLB)	映射
肝功能	白球比(A/G)	映射
肝功能	前白蛋白(PA)	映射
肝功能	转铁蛋白(TF)	映射
肝功能	总胆汁酸(TBA)	映射
肾功能	尿素(UREA)	映射
肾功能	肌酐(CREA)	映射
肾功能	尿酸(URIC)	映射
肾功能	胱抑素 C(CYSC)	映射
肾功能	视黄醇结合蛋白(RBP)	映射
离子	钾(K)	映射
离子	钠(Na)	映射
离子	氯(Cl)	映射
离子	钙(Ca)	映射
离子	磷(P)	映射
离子	镁(Mg)	映射
离子	总二氧化碳(TCO_2)	映射
离子	阴离子间隙(AG)	映射

续表

分类	数据元名称	数据加工类型
血糖	葡萄糖（GLU）	映射
血糖	果糖胺（FTS）	映射
血脂	总胆固醇（CHOL）	映射
血脂	甘油三酯（TG）	映射
血脂	高密度脂蛋白（HDL）	映射
血脂	低密度脂蛋白（LDL）	映射
血脂	载脂蛋白 A（APOA）	映射
血脂	载脂蛋白 B（APOB）	映射
血脂	同型半胱氨酸（HCY）	映射
血 β_2 微球蛋白	血 β_2- 微球蛋白	映射
心肌五酶	谷草转氨酶（AST）	映射
心肌五酶	乳酸脱氢酶（LDH）	映射
心肌五酶	肌酸激酶（CK）	映射
心肌五酶	肌酸激酶同工酶（CKMB）	映射
心肌五酶	羟丁酸脱氢酶（HBDH）	映射
脂肪酶	脂肪酶（LPS）	映射
血淀粉酶	淀粉酶（AMY）	映射
淋巴细胞免疫分析十一项	总 T 淋巴细胞（$CD3^+$）	映射
淋巴细胞免疫分析十一项	T 辅助 / 诱导细胞（$CD3^+CD4^+$）	映射
淋巴细胞免疫分析十一项	T 抑制 / 细胞毒细胞（$CD3^+CD8^+$）	映射
淋巴细胞免疫分析十一项	总 B 淋巴细胞（$CD3^-CD19^+$）	映射

续表

分类	数据元名称	数据加工类型
淋巴细胞免疫分析十一项	NK 细胞（$CD3^-CD16^+$）	映射
淋巴细胞免疫分析十一项	$CD3^+$ 绝对计数（$CD3^+$）	映射
淋巴细胞免疫分析十一项	$CD3^+CD4^+$ 绝对计数（$CD3^+CD4^+T$）	映射
淋巴细胞免疫分析十一项	$CD3^+CD8^+$ 绝对计数（$CD3^+CD8^+T$）	映射
淋巴细胞免疫分析十一项	$CD3^-CD19^+$ 绝对计数（$CD3^-CD19^+$）	映射
淋巴细胞免疫分析十一项	$CD3^-CD16^+CD56^+$ 绝对计数（$CD3^-CD16^+CD56^+$）	映射
淋巴细胞免疫分析十一项	免疫状态（$CD3^+CD4^+$）	映射
胃泌素释放肽前体	胃泌素释放肽前体（PROGRP）	映射
胸腹水心包积液生化	胸腹水心包积液糖（X-GLU）	映射
胸腹水心包积液生化	胸腹水心包积液氯（X-Cl）	映射
胸腹水心包积液生化	胸腹水心包积液蛋白（X-TP）	映射
胸腹水心包积液乳酸脱氢酶	胸腹水心包积液乳酸脱氢酶（X-LDH）	映射
胸腹水心包积液常规	胸水心包积液外观（X-WC）	映射
胸腹水心包积液常规	胸水心包积液颜色（X-YS）	映射
胸腹水心包积液常规	细胞总数（CELL）	映射
胸腹水心包积液常规	白细胞数（WBC）	映射
胸腹水心包积液常规	白细胞分类	映射
胸腹水心包积液常规	李凡他实验（LFT）	映射
血型鉴定	ABO 血型（ABO）	映射
血型鉴定	RH 血型	映射
病毒标志物	乙肝表面抗原（HBsAg）	映射

续表

分类	数据元名称	数据加工类型
病毒标志物	乙肝表面抗体(HBsAb)	映射
病毒标志物	乙肝 e 抗原(HBeAg)	映射
病毒标志物	乙肝核心抗体(HBcAb)	映射
病毒标志物	丙肝抗体(anti-HCV)	映射
病毒标志物	梅毒螺旋体抗体(TP)	映射
病毒标志物	HIV 抗体(HIV)	映射
丙型肝炎 RNA 测定	丙肝病毒 RNA(HCV-RNA)	映射
丙型肝炎 RNA 测定	结果说明(ZB1)	映射
抗酸杆菌	抗酸杆菌涂片(KSGJ)	映射
结核抗体	结核抗体(JHKT)	映射
降钙素原	降钙素原测定(PCT)	映射
甲状腺功能九项	甲状旁腺素(PTH)	映射
甲状腺功能九项	三碘甲状腺原氨酸 $T(T_3)$	映射
甲状腺功能九项	甲状腺素 $T_4(T_4)$	映射
甲状腺功能九项	游离三碘甲状腺原(FT_3)	映射
甲状腺功能九项	游离甲状腺素(FT_4)	映射
甲状腺功能九项	促甲状腺素(TSH)	映射
甲状腺功能九项	甲状腺球蛋白(TG)	映射
甲状腺功能九项	甲状腺球蛋白抗体(TgAb)	映射
甲状腺功能九项	甲状腺过氧化物酶(TPOAb)	映射
便潜血	便潜血试验(F-OB)	映射

续表

分类	数据元名称	数据加工类型
便常规	便外观	映射
便常规	红细胞数目	映射
便常规	白细胞数目	映射
便常规	虫卵	映射
血沉	血沉(ESR)	映射
乙肝病毒定量	乙肝病毒DNA定量	映射
血气分析	血液酸碱度(pH)	映射
血气分析	二氧化碳分压[$pCO_2(T)$]	映射
血气分析	氧分压[$O_2(T)$]	映射
血气分析	钠(Na^+)	映射
血气分析	钾(K^+)	映射
血气分析	离子钙(Ca^{2+})	映射
血气分析	全血葡萄糖(Glu)	映射
血气分析	乳酸(Lac)	映射
血气分析	红细胞压积(Hct)	映射
血气分析	真实碳酸氢根(AB)	映射
血气分析	标准碳酸氢根(SB)	映射
血气分析	二氧化碳总量($ctCO_2$)	映射
血气分析	剩余碱[BE(ecf)]	映射
血气分析	全血剩余碱[BE(B)]	映射
血气分析	血氧饱和度(SO_2)	映射

续表

分类	数据元名称	数据加工类型
血气分析	总血红蛋白(THbc)	映射
脑脊液常规	脑脊液外观(C-WG)	映射
脑脊液常规	脑脊液颜色(C-YS)	映射
脑脊液常规	细胞总数(CELL)	映射
脑脊液常规	白细胞数(WBC)	映射
脑脊液常规	白细胞分类(WBC)	映射
脑脊液常规	潘氏反应(C-Pandy)	映射
脑脊液生化	脑脊液蛋白(CSF-TP)	映射
脑脊液生化	脑脊液糖(CSF-GLU)	映射
脑脊液生化	脑脊液氯(CSF-Cl)	映射
肿瘤标志物	癌胚抗原(CEA)	映射
肿瘤标志物	神经元特异性烯醇化酶(NSE)	映射
肿瘤标志物	细胞角蛋白19片段	映射

14. 病理

模块名称	参考标准
14. 病理 (pathology)	中华人民共和国卫生行业标准 WS 445.4—2014 电子病历基本数据集 第4部分：检查检验记录[1] 国际疾病分类(ICD-10)[13] WHO 肿瘤病理分类[15] NCCN Clinical Practice Guidelines in Oncology：Small Cell Lung Cancer (Version 1.2021)[5] NCCN Clinical Practice Guidelines in Oncology：Non-Small Cell Lung Cancer (Version 8.2020)[6] 中国临床肿瘤学会(CSCO)小细胞肺癌诊疗指南 2020[7] 中国临床肿瘤学会(CSCO)非小细胞肺癌诊疗指南 2020[8]

序号	子模块	数据元名称	值域/数据类型	数据加工类型
14.1	肺癌病理	检查名称	文本	映射
14.2	肺癌病理	检查日期	YYYY-MM-DD	映射
14.3	肺癌病理	标本类型	ICD-O-3 解剖学编码,痰细胞学标本,支气管镜刷检标本,胸腔积液细胞学标本,心包积液细胞学标本,腹腔积液细胞学标本,支气管镜病理,EBUS 穿刺细胞学标本,EBUS 穿刺组织标本,穿刺活检,穿刺细胞学,术中冰冻,术后组织,转移灶手术标本,支气管灌洗液,其他	结构化+归一
14.4	肺癌病理	取材所见	文本	映射

续表

序号	子模块	数据元名称	值域/数据类型	数据加工类型
14.5	肺癌病理	病理所见	文本	映射
14.6	肺癌病理	病理结论	文本	映射
14.7	肺癌病理	取材部位	文本	映射
14.8	肺癌病理	分组名称	文本	映射
14.9	肺癌病理	肿瘤数目	单发,多发	结构化+归一
14.10	肺癌病理	肺癌大体分型	中央型,周围型	结构化+归一
14.11	肺癌病理	肺癌病理学分型	腺癌:胚胎型,腺泡状腺癌,乳头状腺癌,实体状腺癌,浸润性黏液腺癌,胶样型腺癌,胎儿型腺癌,肠型腺癌,微浸润性腺癌 乳头状瘤 腺瘤:硬化性肺泡细胞瘤,肺泡性腺瘤,乳头状腺瘤,黏液性腺囊瘤,黏液性腺瘤,不典型腺瘤样增生,原位腺癌 鳞状细胞癌:角化性鳞状细胞癌,非角化性鳞状细胞癌,基底样鳞状细胞癌,鳞状细胞原位癌 神经内分泌肿瘤:小细胞癌,复合性小细胞癌,大细胞神经内分泌癌,混合型大细胞神经内分泌癌,典型类癌,非典型类癌,胸膜肺母细胞瘤,滑膜肉瘤,肺动脉内膜肉瘤,肌上皮肿瘤,大细胞癌,腺鳞癌,肉瘤样癌,未分类的癌 唾液腺型肿瘤:黏液表皮样癌,腺样囊性癌,上皮-肌上皮癌,多形性腺瘤 间叶源性肿瘤	结构化+归一
14.12	肺癌病理	病理分化程度	高分化,低分化,中分化,未分化,中-高分化,中-低分化	结构化+归一
14.13	肺癌病理	是否血管侵犯	是,否	结构化
14.14	肺癌病理	是否神经侵犯	是,否	结构化
14.15	肺癌病理	是否脉管癌栓	是,否	结构化
14.16	肺癌病理	是否卫星结节	是,否	结构化
14.17	肺癌病理	pT分期	Tx,T0,Tis,T1a,T1b,T1c,T2a,T2b,T3,T4	结构化

续表

序号	子模块	数据元名称	值域/数据类型	数据加工类型
14.18	肺癌病理	pN 分期	Nx,cN0,N1,N2,N3	结构化
14.19	肺癌病理	pM 分期	Mx,M0,M1a,M1b,M1c	结构化
14.20	肺癌病理	病灶切缘	阴性,阳性	结构化
14.21	肺肿瘤信息	肺肿瘤部位	ICD-O-3 解剖学编码	结构化+归一
14.22	肺肿瘤信息	肺肿瘤第一径/mm	数值	结构化
14.23	肺肿瘤信息	肺肿瘤第二径/mm	数值	结构化
14.24	淋巴结信息	送检淋巴结组别	文本	结构化
14.25	淋巴结信息	送检淋巴结部位	文本	结构化
14.26	淋巴结信息	送检淋巴结数目	数值	结构化
14.27	淋巴结信息	阳性淋巴结数目	数值	结构化
14.28	淋巴结信息	阳性淋巴结组别	文本	结构化
14.29	免疫组化	检测时间	YYYY-MM-DD	映射
14.30	免疫组化	免疫组化标志物	Ki-67,CD56,Syn,CgA,TTF-1,CK,CK5/6,P63,NapsinA,P40,CK7,CD117,EMA,Vim,ALK,PD-L1,CD4,CD8	结构化+归一
14.31	免疫组化	免疫组化结果(原值)	+,-,弱+,±,+++,++,散在+,局部+,灶状+,部分+	结构化+归一
14.32	免疫组化	免疫组化结果	阳性,阴性,弱阳性,90%,80%,70%,60%,50%,40%,30%,20%,10%,5%,1%	结构化+归一
14.33	免疫组化	免疫组化检测名称	免疫组化(Ventana IHC)	结构化+归一
14.34	免疫组化	是否行间变性淋巴瘤激酶(ALK)检测	是,否	结构化
14.35	免疫组化	ALK 检测时间	YYYY-MM-DD	映射
14.36	免疫组化	ALK 检测标本	文本	结构化
14.37	免疫组化	ALK 检测抗体	文本	结构化

续表

序号	子模块	数据元名称	值域/数据类型	数据加工类型
14.38	免疫组化	ALK 检测结果	文本	结构化
14.39	免疫组化	是否行程序性死亡配体 1（PD-L1）检测	是,否	结构化
14.40	免疫组化	PD-L1 检测时间	YYYY-MM-DD	映射
14.41	免疫组化	PD-L1 标本来源	文本	结构化
14.42	免疫组化	PD-L1 检测方法	文本	结构化
14.43	免疫组化	PD-L1 检测结果	文本	结构化
14.44	免疫组化	PD-L1 肿瘤细胞表达	文本	结构化
14.45	免疫组化	检测标本类型	新鲜,石蜡,冰冻	结构化+归一

15. 分子诊断

模块名称	参考标准
15. 分子诊断 （molecular diagnosis）	NCCN Clinical Practice Guidelines in Oncology：Small Cell Lung Cancer（Version 1.2021）[5] NCCN Clinical Practice Guidelines in Oncology：Non-Small Cell Lung Cancer（Version 8.2020）[6] 中国临床肿瘤学会（CSCO）小细胞肺癌诊疗指南 2020[7] 中国临床肿瘤学会（CSCO）非小细胞肺癌诊疗指南 2020[8]

序号	子模块	数据元名称	值域/数据类型	数据加工类型
15.1	基因检测	是否进行基因检测	是,否	结构化
15.2	基因检测	基因检测的时间	YYYY-MM-DD	映射
15.3	基因检测	基因检测方法	文本	结构化
15.4	基因检测	基因检测标本类型	文本	结构化
15.5	基因检测	基因检测结果	文本	结构化

16. 手术治疗

模块名称	参考标准
16. 手术治疗（surgery）	中华人民共和国国家标准 GB/T 10112—1999 术语工作 原则与方法 [14] 世界卫生组织国际疾病分类手术码（ICD-9-CM-3）[16] NCCN Clinical Practice Guidelines in Oncology：Small Cell Lung Cancer（Version 1.2021）[5] NCCN Clinical Practice Guidelines in Oncology：Non-Small Cell Lung Cancer（Version 8.2020）[6] 中国临床肿瘤学会（CSCO）小细胞肺癌诊疗指南 2020 [7] 中国临床肿瘤学会（CSCO）非小细胞肺癌诊疗指南 2020 [8]

序号	子模块	数据元名称	值域 / 数据类型	数据加工类型
16.1	肺癌切除术	手术开始时间	YYYY-MM-DD	映射
16.2	肺癌切除术	手术结束时间	YYYY-MM-DD	映射
16.3	肺癌切除术	手术名称	ICD-9-CM-3 手术（操作）名称	结构化 + 归一
16.4	肺癌切除术	术前肺功能评估	MVV>60%、FEV_1>60%，无手术禁忌证 MVV>50%、FEV_1>50%，可行全肺切除 MVV>40%、FEV_1>40%，可行肺叶肺段切除 MVV<30%、FEV_1<30%，禁忌开胸手术	结构化 + 归一
16.5	肺癌切除术	术前诊断	文本	映射

续表

序号	子模块	数据元名称	值域/数据类型	数据加工类型
16.6	肺癌切除术	术后诊断	文本	映射
16.7	肺癌切除术	手术过程描述	文本	映射
16.8	肺癌切除术	麻醉方法	文本	映射
16.9	肺癌切除术	手术性质	姑息性,根治性	结构化+归一
16.10	肺癌切除术	手术方式	胸腔镜,开放式,机器人	结构化+归一
16.11	肺癌切除术	肺切除方式	肺叶切除,楔形切除,肺段切除,袖状切除	结构化+归一
16.12	肺癌切除术	手术切缘	R0,R1,R2	结构化+归一
16.13	肺癌切除术	纵隔淋巴结清除	文本	结构化
16.14	肺癌切除术	淋巴结清扫方式	系统性,区域性	结构化+归一
16.15	肺癌切除术	淋巴结清扫组别	文本	结构化
16.16	肺癌切除术	手术时长/min	数值	逻辑计算
16.17	肺癌切除术	术后住院天数	数值	逻辑计算
16.18	肺癌切除术	术中出血量/ml	数值	结构化
16.19	肺癌切除术	是否术中输血	是,否	结构化
16.20	肺癌切除术	手术切除分类	完全性切除,不完全性切除,不确定切除,剖胸探查术	结构化+归一
16.21	肺癌切除术	手术切除部位	右肺上叶,右肺下叶,左肺下叶,左肺上叶,叶间,上叶,右肺中叶,下叶,右肺中下叶,肺叶	结构化+归一
16.22	肺癌切除术	是否有胸膜侵犯	是,否	结构化
16.23	肺癌切除术	是否有心包侵犯	是,否	结构化
16.24	肺癌切除术	是否有胸腔积液	是,否	结构化
16.25	肺癌切除术	胸腔积液量	少量,中量,大量	结构化+归一
16.26	孤立脑转移灶切除术	是否手术切除孤立性脑转移灶	是,否	结构化

续表

序号	子模块	数据元名称	值域/数据类型	数据加工类型
16.27	孤立脑转移灶切除术	手术开始时间	YYYY-MM-DD	映射
16.28	孤立脑转移灶切除术	手术结束时间	YYYY-MM-DD	映射
16.29	孤立肾上腺转移灶切除术	是否手术切除孤立性肾上腺转移灶	是,否	结构化
16.30	孤立肾上腺转移灶切除术	手术开始时间	YYYY-MM-DD	映射
16.31	孤立肾上腺转移灶切除术	手术结束时间	YYYY-MM-DD	映射
16.32	孤立骨转移灶切除术	是否手术切除孤立性骨转移灶	是,否	结构化
16.33	孤立骨转移灶切除术	手术开始时间	YYYY-MM-DD	映射
16.34	孤立骨转移灶切除术	手术结束时间	YYYY-MM-DD	映射
16.35	孤立肝转移灶切除术	是否手术切除孤立性肝转移灶	是,否	结构化
16.36	孤立肝转移灶切除术	手术开始时间	YYYY-MM-DD	映射
16.37	孤立肝转移灶切除术	手术结束时间	YYYY-MM-DD	映射

17. 内科治疗

模块名称	参考标准
17. 内科治疗 （medical_treatment）	NCCN Clinical Practice Guidelines in Oncology：Small Cell Lung Cancer（Version 1.2021）[5] NCCN Clinical Practice Guidelines in Oncology：Non-Small Cell Lung Cancer（Version 8.2020）[6] 中国临床肿瘤学会（CSCO）小细胞肺癌诊疗指南 2020[7] 中国临床肿瘤学会（CSCO）非小细胞肺癌诊疗指南 2020[8]

序号	子模块	数据元名称	值域/数据类型	数据加工类型
17.1	肿瘤药物医嘱	开始时间	YYYY-MM-DD	映射
17.2	肿瘤药物医嘱	结束时间	YYYY-MM-DD	映射
17.3	肿瘤药物医嘱	药物商品名	文本	映射
17.4	肿瘤药物医嘱	药物通用名	文本	映射
17.5	肿瘤药物医嘱	药物成分名	文本	映射
17.6	肿瘤药物医嘱	给药途径	文本	映射
17.7	肿瘤药物医嘱	给药剂量	文本	映射
17.8	肿瘤药物医嘱	药物剂量单位	文本	映射

续表

序号	子模块	数据元名称	值域/数据类型	数据加工类型
17.9	肿瘤药物医嘱	用药频次	文本	映射
17.10	化疗	是否化疗	是,否	结构化
17.11	化疗	化疗开始时间	YYYY-MM-DD	结构化
17.12	化疗	化疗结束时间	YYYY-MM-DD	结构化
17.13	化疗	化疗药物	文本	结构化
17.14	化疗	化疗方案	文本	结构化
17.15	化疗	治疗周期	数值	逻辑计算
17.16	化疗	化疗目的	辅助,新辅助,一线,二线,三线及以上	结构化+归一
17.17	化疗	是否减量	是,否	结构化
17.18	靶向治疗	是否靶向治疗	是,否	结构化
17.19	靶向治疗	靶向治疗开始时间	YYYY-MM-DD	结构化
17.20	靶向治疗	靶向治疗结束时间	YYYY-MM-DD	结构化
17.21	靶向治疗	靶向治疗药物名称	文本	结构化
17.22	靶向治疗	治疗目的	辅助,新辅助,一线,二线,三线及以上	结构化+归一
17.23	靶向治疗	靶向治疗是否减量	是,否	结构化
17.24	免疫治疗	是否免疫治疗	是,否	结构化
17.25	免疫治疗	免疫治疗开始时间	YYYY-MM-DD	结构化
17.26	免疫治疗	免疫治疗结束时间	YYYY-MM-DD	结构化
17.27	免疫治疗	免疫药物名称	文本	结构化
17.28	免疫治疗	治疗周期	数值	逻辑计算
17.29	免疫治疗	免疫治疗是否减量	是,否	结构化
17.30	免疫治疗	治疗目的	辅助,新辅助,一线,二线,三线及以上	结构化+归一

续表

序号	子模块	数据元名称	值域/数据类型	数据加工类型
17.31	抗血管生成治疗	是否抗血管治疗	是,否	结构化
17.32	抗血管生成治疗	抗血管生成开始治疗时间	YYYY-MM-DD	结构化
17.33	抗血管生成治疗	抗血管生成结束治疗时间	YYYY-MM-DD	结构化
17.34	抗血管生成治疗	抗血管药物名称	文本	结构化
17.35	抗血管生成治疗	抗血管药物治疗周期	数值	逻辑计算
17.36	抗血管生成治疗	治疗目的	辅助,新辅助,一线,二线,三线及以上	结构化+归一
17.37	抗血管生成治疗	抗血管治疗是否减量	是,否	结构化
17.38	联合治疗	是否有联合治疗	是,否	结构化
17.39	联合治疗	联合治疗模式	化疗+免疫,免疫+靶向,靶向+化疗,免疫+抗血管,抗血管+化疗,靶向+抗血管,免疫+免疫,免疫+免疫+化疗,免疫+抗血管+化疗,其他	结构化+归一

18. 放射治疗

模块名称	参考标准
18. 放射治疗 (radiotherapy)	NCCN Clinical Practice Guidelines in Oncology:Small Cell Lung Cancer(Version 1.2021)[5] NCCN Clinical Practice Guidelines in Oncology:Non-Small Cell Lung Cancer(Version 8.2020)[6] 中国临床肿瘤学会(CSCO)小细胞肺癌诊疗指南 2020[7] 中国临床肿瘤学会(CSCO)非小细胞肺癌诊疗指南 2020[8]

序号	子模块	数据元名称	值域/数据类型	数据加工类型
18.1	放射治疗	是否放疗	是,否	结构化
18.2	放射治疗	放疗开始时间	YYYY-MM-DD	结构化
18.3	放射治疗	放疗结束时间	YYYY-MM-DD	结构化
18.4	放射治疗	放疗技术	TOMO(螺旋断层放疗),3DCRT(三维适形放疗),2DRT(二维放疗),VMAT(容积调强弧形放疗),SBRT(立体定向放疗),IMRT(调强适形放疗),IGRT(影像引导调强适形放疗),DCRT(剂量引导调强适形放疗),IMRT+IGRT(调强放疗+容积图像引导),VMAT+IGRT(动态调强放疗+容积图像引导),其他	结构化+归一
18.5	放射治疗	放疗靶区部位	文本	结构化+归一

续表

序号	子模块	数据元名称	值域/数据类型	数据加工类型
18.6	放射治疗	射线类型	文本	结构化
18.7	放射治疗	射线能量/MV	数值	结构化
18.8	放射治疗	放疗计划分割剂量/Gy	数值	结构化
18.9	放射治疗	放疗分割方式	文本	结构化
18.10	放射治疗	放疗总剂量/Gy	数值	结构化
18.11	放射治疗	放疗分次剂量/Gy	数值	结构化
18.12	放射治疗	放疗次数	数值	结构化
18.13	放射治疗	是否联合其他治疗	是,否	结构化
18.14	放射治疗	联合治疗类型	文本	结构化
18.15	放射治疗	联合方式	同步,序贯	结构化+归一
18.16	放射治疗	放疗目的	根治,辅助,姑息,预防	结构化+归一
18.17	射波刀治疗	射波刀开始时间	YYYY-MM-DD	结构化
18.18	射波刀治疗	射波刀结束时间	YYYY-MM-DD	结构化
18.19	射波刀治疗	射波刀部位	文本	结构化+归一

19. 其他治疗

模块名称	参考标准
19. 其他治疗 (other treatment)	NCCN Clinical Practice Guidelines in Oncology：Small Cell Lung Cancer（Version 1.2021）[5] NCCN Clinical Practice Guidelines in Oncology：Non-Small Cell Lung Cancer（Version 8.2020）[6] 中国临床肿瘤学会（CSCO）小细胞肺癌诊疗指南 2020[7] 中国临床肿瘤学会（CSCO）非小细胞肺癌诊疗指南 2020[8]

序号	子模块	数据元名称	值域/数据类型	数据加工类型
19.1	肺癌射频消融术	手术开始时间	YYYY-MM-DD	映射
19.2	肺癌射频消融术	手术结束时间	YYYY-MM-DD	映射
19.3	肺癌射频消融术	手术名称	文本	结构化
19.4	肺癌射频消融术	术前诊断	文本	映射
19.5	肺癌射频消融术	术后诊断	文本	映射
19.6	肺癌射频消融术	手术过程描述	文本	映射
19.7	肺癌射频消融术	麻醉方法名称	文本	映射
19.8	肺癌射频消融术	影像引导方式	DSA引导,CT引导,B超引导,MRI引导,腹腔镜	结构化+归一

续表

序号	子模块	数据元名称	值域/数据类型	数据加工类型
19.9	肺癌射频消融术	消融技术手段	酒精消融,微波消融术,高功率超声聚焦消融,冷冻治疗,激光消融治疗,无水乙醇注射治疗,射频消融	结构化+归一
19.10	肺癌射频消融术	靶温度/℃	数值	结构化
19.11	肺癌射频消融术	手术时长/min	数值	结构化
19.12	肺癌射频消融术	术后住院天数	数值	结构化
19.13	肺癌射频消融术	术中出血量/ml	数值	结构化
19.14	肺癌射频消融术	是否术中输血	是,否	结构化
19.15	肺癌射频消融术	消融后评估	文本	结构化
19.16	肺癌射频消融术	治疗目的	文本	结构化
19.17	消融信息	治疗部位	文本	结构化
19.18	消融信息	病灶大小/mm	数值	结构化
19.19	消融信息	消融功率/W	数值	结构化
19.20	消融信息	功率输出/W	数值	结构化
19.21	消融信息	发射频率/kHz	数值	结构化
19.22	消融信息	功率精确度	数值	结构化
19.23	消融信息	电源电压/V	数值	结构化
19.24	消融信息	电源功率/W	数值	结构化
19.25	消融信息	温度/℃	数值	结构化
19.26	消融信息	消融时间/s	数值	结构化
19.27	浆膜腔灌注治疗	是否浆膜腔灌注治疗	是,否	结构化

续表

序号	子模块	数据元名称	值域/数据类型	数据加工类型
19.28	浆膜腔灌注治疗	灌注部位	文本	结构化
19.29	浆膜腔灌注治疗	浆膜腔灌注治疗开始时间	YYYY-MM-DD	结构化
19.30	浆膜腔灌注治疗	浆膜腔灌注药物名称	文本	结构化
19.31	浆膜腔灌注治疗	治疗次数	数值	逻辑计算

20. 临床试验

模块名称	参考标准
20. 临床试验（clinical_trial）	NCCN Clinical Practice Guidelines in Oncology：Small Cell Lung Cancer（Version 1.2021）[5] NCCN Clinical Practice Guidelines in Oncology：Non-Small Cell Lung Cancer（Version 8.2020）[6] 中国临床肿瘤学会（CSCO）小细胞肺癌诊疗指南 2020[7] 中国临床肿瘤学会（CSCO）非小细胞肺癌诊疗指南 2020[8]

序号	子模块	数据元名称	值域/数据类型	数据加工类型
20.1	临床试验	是否参加临床试验	是,否	结构化
20.2	临床试验	临床试验名称	文本	结构化
20.3	临床试验	临床试验注册号	文本	结构化
20.4	临床试验	临床试验类型	单中心研究,多中心研究,国际,国内	结构化+归一
20.5	临床试验	临床研究的期别	Ⅰ（Ⅰa、Ⅰb）,Ⅱ,Ⅲ,Ⅳ,Ⅰ/Ⅲ,Ⅱ/Ⅲ	结构化
20.6	临床试验	试验药物是否为上市药	是,否	结构化
20.7	临床试验	开始时间	YYYY-MM-DD	结构化
20.8	临床试验	结束时间	YYYY-MM-DD	结构化

续表

序号	子模块	数据元名称	值域/数据类型	数据加工类型
20.9	临床试验	用药名称	文本	结构化
20.10	临床试验	药物单次剂量	文本	结构化
20.11	临床试验	是否减量	是,否	结构化
20.12	临床试验	给药途径	文本	结构化
20.13	临床试验	用药频次	文本	结构化
20.14	临床试验	研究目的	辅助治疗,新辅助治疗,一线治疗,二线治疗,三线及后线治疗,二线及后线治疗,姑息性治疗,其他	结构化+归一
20.15	临床试验	末次随访时间	YYYY-MM-DD	结构化
20.16	临床试验	出组时间	YYYY-MM-DD	结构化
20.17	临床试验	出组原因	文本	结构化
20.18	临床试验	是否有生活质量评估	是,否	结构化

21. 不良反应

模块名称	参考标准
21. 不良反应（adverse reaction）	CTCAE 5.0[17]

序号	子模块	数据元名称	值域/数据类型	数据加工类型
21.1	不良反应	是否经历任何不良反应	是,否	结构化
21.2	不良反应	产生不良反应来源	手术,化疗,放疗,临床实验,靶向治疗,免疫治疗,辅助用药,抗血管生成治疗,介入治疗,射频消融术,浆膜腔灌注治疗	结构化+归一
21.3	不良反应	不良反应开始日期	YYYY-MM-DD	结构化
21.4	不良反应	不良反应结束日期	YYYY-MM-DD	结构化
21.5	不良反应	标准毒性分级	1级,2级,3级,4级,5级	结构化+归一
21.6	不良反应	不良反应名称	文本	结构化+归一
21.7	不良反应	不良反应是否处理	是,否	结构化
21.8	不良反应	不良反应处理情况	文本	结构化+归一

续表

序号	子模块	数据元名称	值域/数据类型	数据加工类型
21.9	不良反应	不良反应结局	恢复 已恢复,无后遗症 已恢复,有后遗症 稳定 恶化 死亡 其他	结构化+归一
21.10	不良反应	不良反应结局出现时间	YYYY-MM-DD	结构化

22. 疗效评价

模块名称	参考标准
22. 疗效评价（effect）	RECIST 1.1 [18]

序号	子模块	数据元名称	值域/数据类型	数据加工类型
22.1	疗效评价	疗效评价	有，无	逻辑判断
22.2	疗效评价	疗效评价标准	RECIST 1.1，irRECIST，iRECIST，WHO	结构化+归一
22.3	疗效评价	靶病灶名称	文本	结构化
22.4	疗效评价	靶病灶长径/mm	数值	结构化
22.5	疗效评价	靶病灶短径/mm	数值	结构化
22.6	疗效评价	径线总和/mm	数值	结构化
22.7	疗效评价	评估日期	YYYY-MM-DD	结构化
22.8	疗效评价	检查方法	文本	结构化
22.9	疗效评价	靶病灶评估	CR，PR，SD，PD，不能完全评估，任何情况	结构化+归一
22.10	疗效评价	非靶病灶评估	CR，非CR/非PD，非PD，PD，非进展，任何情况	结构化+归一

续表

序号	子模块	数据元名称	值域/数据类型	数据加工类型
22.11	疗效评价	是否有新病灶	是,否	结构化
22.12	疗效评价	新靶病灶名称	文本	结构化
22.13	疗效评价	新靶病灶长径/mm	数值	结构化
22.14	疗效评价	新靶病灶短径/mm	数值	结构化
22.15	疗效评价	新病灶评价日期	YYYY-MM-DD	结构化
22.16	疗效评价	总体疗效评价	CR,PR,SD,PD,NA	结构化+归一

23. 随访

模块名称	参考标准
23. 随访 (follow_up_info)	NCCN Clinical Practice Guidelines in Oncology：Small Cell Lung Cancer（Version 1.2021）[5] NCCN Clinical Practice Guidelines in Oncology：Non-Small Cell Lung Cancer（Version 8.2020）[6] 中国临床肿瘤学会（CSCO）小细胞肺癌诊疗指南 2020[7] 中国临床肿瘤学会（CSCO）非小细胞肺癌诊疗指南 2020[8]

序号	子模块	数据元名称	值域 / 数据类型	数据加工类型
23.1	随访	随访日期	YYYY-MM-DD	映射
23.2	随访	随访方式	电话，短信，微信，电子邮件，门诊复查，入院复查，上门随访，其他	结构化 + 归一
23.3	随访	随访状态	文本	映射
23.4	随访	是否死亡	是，否	映射
23.5	随访	死亡日期	YYYY-MM-DD	映射
23.6	随访	联系电话	文本	映射
23.7	随访	末次随访间隔时间 /d	数值	逻辑计算
23.8	随访	失访原因	文本	映射

24. 样本库

模块名称	参考标准
24. 样本库（bio_sample_info）	专家推荐

序号	子模块	数据元名称	值域/数据类型	数据加工类型
24.1	样本库	是否留样本	是,否	映射
24.2	样本库	样本编号	文本	映射
24.3	样本库	获取标本的方式	文本	映射
24.4	样本库	样本日期	YYYY-MM-DD	映射
24.5	样本库	样本类型	文本	映射

参考文献

[1] 中华人民共和国国家卫生和计划生育委员会. 中华人民共和国卫生行业标准 WS 445.10—2014 电子病历基本数据集[M]. 北京:中国标准出版社,2014.

[2] Facility Oncology Registry Data Standards(FORDS):Revised for 2016[EB/OL].(2016)[2021-09-10]. https://www.facs.org.

[3] SEER Program Coding and Staging Manual 2016[EB/OL].(2016)[2021-09-10]. https://seer.cancer.gov.

[4] 中华人民共和国国家卫生和计划生育委员会. 中华人民共和国国家标准 GB/T 14396—2016 疾病分类与代码[S].2016.

[5] NCCN Clinical Practice Guidelines in Oncology:Small Cell Lung Cancer(2021 Version 1)[EB/OL].[2021-09-10]. http://www.nccn.org.

[6] NCCN Clinical Practice Guidelines in Oncology:Non-Small Cell Lung Cancer(2020 Version 8)[EB/OL].[2021-09-10]. http://www.nccn.org.

[7] 中国临床肿瘤学会指南工作委员会. 中国临床肿瘤学会(CSCO)小细胞肺癌诊疗指南 2020[M]. 北京:人民卫生出版社,2020.

[8] 中国临床肿瘤学会指南工作委员会. 中国临床肿瘤学会(CSCO)非小细胞肺癌诊疗指南 2020[M]. 北京:人民卫生出版社,2020.

[9] DOLIN R H,ALSCHULER L,BOYER S,et al. HL7 Clinical Document Architecture,Release 2[J]. J Am Med Inform Assoc,2006,13(1):30-39.

[10] OKEN M M,CREECH R H,TORMEY D C,et al. Toxicity and response criteria of the Eastern Cooperative Oncology Group[J]. Am J Clin Oncol,1982,5(6):649-655.

[11] 体能状态评分 ECOG 评分法[J]. 中华普通外科文献(电子版),2012,6(6):556.

[12] Regenstrief Institute. Logical Observation Identifiers Names and Codes(LOINC)[DB/OL].[2021-09-10]. https://www.loinc.org.

[13] World Health Organization. International Classification of Diseases 10th Revision(ICD-10)[EB/OL].(2019)[2021-09-10]. https://icd.who.int/browse10/2019/en.

[14] 术语工作原则与方法(GB/T 10112-1999)[J]. 术语标准化与信息技术,2003(1):45-48.

[15] TRAVIS W D,BRAMBILLA E,BURKE A P,et al. Introduction to The 2015 World Health Organization Classification of Tumors of the Lung,Pleura,Thymus,and Heart[J]. J Thorac Oncol,2015,10(9):1240-1242.

[16] 刘爱民. 国际疾病分类:手术与操作 ICD-9-CM-3(第 9 版临床修订本)[M]. 北京:人民军医出版社,2013.

[17] CANCER N. Common Terminology Criteria for Adverse Events(CTCAE)v4.0[EB/OL].(2009)[2021-09-10]. https://ctep.cancer.gov/protocolDevelopment/electronic_applications/ctc.htm#ctc_40.

[18] EISENHAUER E A,THERASSE P,BOGAERTS J,et al. New response evaluation criteria in solid tumours:revised RECIST guideline(version 1.1)[J]. Eur J Cancer,2009,45(2):228-247.

55检